NOTICE

SUR

LE SERVICE MÉDICAL

DE

L'ASILE PUBLIC D'ALIÉNÉS DE STÉPHANSFELD (BAS-RHIN),

PENDANT LES ANNÉES 1842, 1843, 1844,

PAR

J. ROEDERER,

MÉDECIN EN CHEF DE CET ÉTABLISSEMENT.

(Extrait de la *Gazette médicale de Strasbourg*, année 1845.)

STRASBOURG,

IMPRIMERIE DE G. SILBERMANN, PLACE SAINT-THOMAS, 5

1845.

NOTICE

SUR

LE SERVICE MÉDICAL

DE

L'ASILE PUBLIC D'ALIÉNÉS DE STÉPHANSFELD (BAS-RHIN),

PENDANT LES ANNÉES 1842, 1843, 1844,

PAR

J. ROEDERER,

MÉDECIN EN CHEF DE CET ÉTABLISSEMENT.

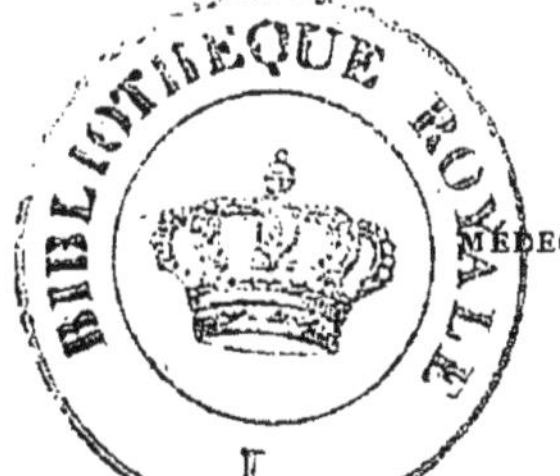

———

(Extrait de la *Gazette médicale de Strasbourg*, année 1845.)

———

STRASBOURG,

IMPRIMERIE DE G. SILBERMANN, PLACE SAINT-THOMAS, 5.

1845.

NOTICE

SUR

LE SERVICE MÉDICAL

DE

L'ASILE PUBLIC D'ALIÉNÉS DE STÉPHANSFELD (BAS-RHIN),

PENDANT LES ANNÉES 1842, 1843, 1844.

A la fin de chaque année, je dois, comme médecin en chef de Stéphansfeld, présenter à l'administration de cet asile un rapport sur le service confié à mes soins. Le présent travail est le résumé de mes trois derniers rapports sur 1842, 1843 et 1844, et fait suite aux deux notices que j'ai déjà publiées dans la *Gazette médicale de Strasbourg*, pour les années 1840 et 1841.

J'examinerai rapidement le mouvement de notre population sous le rapport des nouvelles admissions, des guérisons et des décès; puis, j'entrerai dans quelques détails sur l'état sanitaire général et sur le traitement physique et moral de nos malades. J'aurai à signaler dans notre asile d'importantes et salutaires innovations, un bien-être toujours croissant chez les aliénés de toutes les classes, une diminution sensible dans le nombre des décès et un

1.

accroissement dans le nombre des guérisons. Mais je dois me hâter de dire, pour être juste, que les soins du médecin ont été parfaitement secondés par la sollicitude de l'administration de l'établissement. Occupations industrielles, occupations agricoles, travaux intellectuels, promenades extérieures, récréations de tout genre, rien n'a été négligé de ce qui peut faciliter le traitement moral de l'aliénation mentale. Tout cela, joint à des localités très-favorables et à un régime plein d'égards et de douceur, promet à Stéphansfeld des succès chaque année plus sensibles. Je suis heureux d'avoir à les enregistrer.

Après ces courts préliminaires, je m'empresse d'entrer en matière.

CHAPITRE Ier.

De la population en général. — Nouvelles admissions.

Au 31 décembre 1841, la population de Stéphansfeld, augmentée extraordinairement par la translation dans cet asile d'une centaine d'aliénés du Haut-Rhin et de la Moselle, qui étaient auparavant à Maréville, près de Nancy, s'élevait à 295 malades. Par suite de l'accroissement du nombre des pensionnaires à la charge des familles, et quoique la Moselle ne nous ait plus envoyé d'aliénés indigents, ce chiffre s'est accru jusqu'à 315. Au 31 décembre 1844, il était de 303, dont 158 hommes et 145 femmes.

Le maintien d'une population aussi nombreuse, alimentée en majeure partie par le Haut-Rhin et le Bas-Rhin, ne tient point, comme on pourrait le penser, à un développement progressif de la folie en Alsace. Ce résultat doit être attribué : 1° à la diminution dans le nombre des décès ; 2° à l'attention chaque jour plus vive dont l'aliénation mentale est l'objet dans tous les rangs de la société, et qui porte à recourir plus promptement aux établissements spéciaux ; 3° à la confiance toujours croissante que l'asile de Stéphansfeld inspire aux familles, habituées auparavant à envoyer leurs malades dans les pays voisins et dans d'autres départements ; 4° enfin, à l'admission d'un certain nombre de pensionnaires venus de l'intérieur et de l'étranger.

Admissions.

Les admissions se sont élevées :

En 1842 à 98.
En 1843 à 91.
En 1844 à 104.

____

Total **293**, dont **161** hommes et **152** femmes.

Contrairement à ce qu'on a observé en Angleterre et dans d'autres parties de la France, surtout dans les asiles de Paris, le nombre des hommes a toujours surpassé sensiblement, à Stéphansfeld, celui des femmes. La même remarque a été également faite dans les principaux établissements de l'Allemagne. Sur **958** aliénés admis à l'asile depuis **1835**, époque de sa création, on compte **529** hommes et **429** femmes. On pourrait déjà induire de ces chiffres, pour l'Alsace, à la fréquence plus grande de l'aliénation chez les hommes. Mais il y a lieu de prolonger davantage ces observations, avant de prononcer sur cette question d'une manière absolue. Une fois le fait prouvé, on devra rechercher à quelles causes attribuer cette différence. Peut-être cette recherche amènera-t-elle à des considérations intéressantes sur le caractère et le rôle distinctifs des femmes, dans les divers pays et dans les différentes parties de la France.

Près des deux tiers des admissions des trois dernières années, 184 appartiennent au Bas-Rhin, 86 seulement au Haut-Rhin, 15 viennent d'autres départements et de l'étranger, 8 des prisons et 5 de l'armée.

On se rend difficilement compte de la différence si tranchée qu'on remarque dans les contingents du Haut et du Bas-Rhin. Sous le rapport topographique, comme aussi sous celui des habitudes, les deux parties de l'Alsace sont dans des conditions à peu près identiques. Le Haut-Rhin même, quoique d'une population moindre, présente des causes d'aliénation plus nombreuses que le Bas-Rhin. L'extension gigantesque qu'y a prise l'industrie manufacturière, les vicissitudes de fortune si nombreuses qu'elle mène à sa suite, l'agitation continuelle des affaires, le dénuement, et aussi, en partie, l'immoralité de la population ouvrière des fabriques, prédisposent bien plus puissamment à la folie que la vie agricole qui domine dans le Bas-Rhin. La grande différence doit donc tenir aux deux causes suivantes : ou à ce que le Haut-Rhin, placé à une plus grande distance de l'asile de Stéphansfeld, n'y a pas envoyé jusqu'à présent tous ses aliénés, ou à ce qu'on y est, en général, moins pénétré de la nécessité de les faire traiter sans délai dans un établissement spécial. Au reste, il convient d'ajouter que la disproportion signalée commence à s'effacer, les admissions du Haut-Rhin ayant considérablement augmenté depuis quelque temps.

Formes. Des diverses formes de folie, la *manie* est celle qui s'est présentée le plus souvent à notre observation. Nous en avons compté 126 cas sur 295. On rencontre, à la vérité , assez rarement des cas de délire général avec perturbation complète dans les idées et les actions. Aussi rangeons-nous dans la manie tous les cas de folie caractérisée par une excitation générale, soit continue , soit intermittente , accompagnée d'un trouble plus ou moins prononcé des facultés mentales, mais pouvant cependant se borner aussi aux actes de la volition , sans participation apparente de l'intelligence. Cet état est dû à une surexcitation cérébrale.

La *démence* vient ensuite dans l'ordre de fréquence. Nous en avons noté 54 cas. Elle est caractérisée par une prostration cérébrale et un affaiblissement mental souvent accompagné de paralysie générale , qui survient ordinairement à la suite des autres formes d'aliénation. Nous n'avons observé qu'un seul cas de démence primitive.

La *lypémanie* , délire partiel avec prédominance d'idées tristes, a figuré pour 49 cas , dont 51 chez des femmes. Les femmes, plus impressionnables que les hommes sous le rapport des sentiments affectifs, s'abandonnent plus facilement aux émotions douloureuses.

Le délire partiel expansif, la monomanie d'Esquirol , moins fréquents, en général , que la lypémanie, a présenté des résultats opposés; sur les 22 cas inscrits , 15 appartiennent aux hommes, 7 seulement aux femmes.

Des autres aliénés reçus pendant les trois dernières années, 19 étaient atteints de folie compliquée d'épilepsie , et 22 d'imbécillité et d'idiotie. Ces derniers n'ont été admis qu'en raison du danger que leurs habitudes présentaient à leur entourage.

Durée. La durée de la maladie avant l'admission exerce, en général , une influence très-marquée sur le résultat du

traitement. Je démontrerai plus loin , d'après des observations de plusieurs années, qu'il existe peu de chances
favorables pour les aliénés admis après la première année
de leur maladie , et qu'après ce délai, les guérisons , qui
s'élevaient auparavant à 2 sur 3 ou 1 sur 1,5, ne sont
plus que de 1 sur 9. A ce point de vue , les 295 admissions
ne donnent pas de brillantes espérances, 180 , c'est-à-dire
près des deux tiers, ayant déjà, au moment de leur entrée , dépassé le terme susmentionné.

Les 115 aliénés de première année se répartissent comme
suit , quant à la durée de leur maladie à l'époque de leur
admission :

> 47 pendant les 3 premiers mois.
> 53 de 3 à 6 mois.
> 53 de 6 mois à un an.

Total 115.

Les malades admis pendant le cours de la deuxième
année sont au nombre de 55, et chez 147 (la moitié) l'affection datait de plus de deux ans. Dans ce nombre sont
compris à peu près tous les cas d'aliénation incurable, tels
que les cas de démence , de folie compliquée , d'épilepsie ,
d'imbécillité et d'idiotie.

Cet exposé fait voir combien la proportion des guérisons sur la totalité des admissions peut paraître faible
dans les asiles où l'on reçoit sans distinction des cas d'a-
liénation de toute espèce , de tout âge et de toute durée;
combien , au contraire, ces chances se présentent sous un
jour favorable dans un établissement d'où sont exclus tous
les cas de folie invétérée réputés incurables, de folie compliquée, d'épilepsie, d'imbécillité et d'idiotie. Il est hors

de doute pour nous que le chiffre des malades invétérés, et, par suite, en grande partie incurables, serait aussi bien moindre, si généralement on n'avait pas la funeste habitude de différer l'éloignement de leur famille jusqu'au moment où ils ne peuvent plus être contenus sans danger. Aussi doit-on hautement louer la mesure prise dans le grand-duché de Baden, pour hâter les placements, et qui consiste à accorder aux familles des remises de payement pour tous les aliénés confiés à l'établissement d'Illenau avant l'expiration des six premiers mois. Dans l'intérêt des malades, dans l'intérêt bien entendu des départements et des communes, on ferait sagement d'imiter en France cet encouragement donné à une prévoyance éclairée.

Age. L'aliénation mentale se montre de préférence à la fleur de l'âge, alors que les passions ont le plus d'impétuosité, et les sentiments d'affection, de conservation, d'égoïsme, une vivacité plus grande. D'après leur fréquence, les admissions se classent dans l'ordre suivant :

104 de 30 à 40 ans.

 65 de 40 à 50 ans.

 64 de 20 à 30 ans.

 56 de 50 à 60 ans.

 17 au-dessus de 60 ans.

  7 au-dessous de 20 ans, dont 5 idiots, 1 épileptique et seulement 5 aliénés proprement dits.

Total 295.

De même que la folie n'apparaît qu'à l'âge où l'intelligence et les passions commencent à se développer, et qu'on ne l'observe que rarement avant 17 à 18 ans, de même aussi nous la voyons rapidement diminuer de fréquence à l'époque de la vie où ces facultés et ces sentiments perdent de leur puissance. Ainsi le tableau ci-dessus ne présente que 56 cas de 50 à 60 ans, et 17 seulement passé l'âge de 60.

Influence des saisons. Les malades ne nous étant amenés le plus souvent qu'à une époque déjà éloignée de l'invasion de leur maladie, on ne peut pas estimer avec exactitude l'influence des saisons sur la production de la folie. On ne peut même, à cet égard, se fier aux renseignements fournis par les personnes qui accompagnent les aliénés. Je me bornerai donc à dire que pour ces trois dernières années il n'y a eu qu'une très-petite différence d'une saison à l'autre. Nous avons compté, en effet :

65 admissions pendant le 1er trimestre.
78   —   —   2e   —
79   —   —   5e   —
71   —   —   4e   —

Total **293.**

Causes occasionnelles. L'intérêt qui s'attache à la recherche des causes productrices d'une affection telle que la folie, nous inspire le regret de ne pouvoir traiter ce sujet avec toute la précision désirable. Rarement l'aliénation est le produit d'une cause isolée ; presque dans chaque cas. nous pouvons reconnaître l'action combinée de causes multiples : les unes de nature morale, psychique, les autres appartenant aux perturbations physiques et organiques. Donnons un exemple : Une femme éprouve une émotion morale vive à l'époque de ses règles ; la menstruation se supprime et la raison est troublée. A laquelle de ces deux circonstances assignera-t-on le rôle principal ? N'ont-elles pas été toutes deux également nécessaires pour amener le dérangement mental? Évidemment il est presque impossible d'évaluer numériquement dans un tableau l'importance relative des diverses causes productrices de la folie. Aussi n'est-ce qu'avec une extrême réserve que je donne ici le relevé de mes observations, et en ne leur attribuant aucune valeur statistique absolue.

Les perturbations morales m'ont paru, en général, exercer sur la production de l'aliénation une influence plus active que les seuls désordres physiques. Ces derniers ne sont parfois que l'effet des premières, quoique cependant le contraire ait lieu aussi souvent.

Les perturbations psychiques notées comme causes de folie, ont été toutes de nature triste. C'est un fait reconnu que l'influence prolongée des émotions pénibles exerce sur le système nerveux une action déprimante pernicieuse, à l'opposé des passions gaies et expansives, qui, en général, prédisposent peu à la folie. Je n'ai, pour ma part, à enregistrer encore aucun cas d'aliénation survenu à la suite de quelque grande joie, de quelque bonheur inespéré.

Voici l'ordre des causes morales, classées d'après leur fréquence :

Chagrins domestiques, pertes de personnes aimées. .	51
Chagrins relatifs à la fortune et à l'existence	22
Chagrins religieux, dévotion exaltée, conscience alarmée, remords.	16
Chagrins d'amour, jalousie.	14
Chagrins au sujet de la réputation, amour-propre blessé, ambition non satisfaite	11
Émotions vives, frayeur, colère	4
Nostalgie, privation de la liberté.	5
Chagrins divers, non spécifiés	11
Total. . .	112

Un ordre de causes qu'on pourrait appeler *mixtes*, puisqu'elles agissent presque autant par leur influence morale que par leur influence physique, c'est celui des *excès de divers genres*. Personne n'ignore l'excitation maladive et plus souvent la prostration complète que peuvent produire sur le système nerveux les excès sensuels, l'abus des boissons, l'abus des plaisirs sexuels, toute espèce de désordres de conduite, et même, plus honorablement, quoique bien plus rarement, les excès d'étude et de travail intellectuel. Souvent la dépravation morale ou les remords qui succèdent aux désordres de conduite, doivent être considérés comme cause principale de la folie, plutôt que les altérations physiques, qui n'en sont parfois que le résultat.

Les excès de boissons figurent dans mes tableaux au nombre de 55.

Le libertinage et les excès ont été notés 7 fois ; les excès d'étude et de travail intellectuel, 5 fois seulement.

Parmi les *causes physiques* de la folie, j'ai noté en première ligne les troubles de la menstruation et des fonctions génératrices de la femme. J'ai fait remarquer plus haut qu'à ces désordres se joint d'ordinaire quelque émotion morale. L'épilepsie tient le second rang et exerce une influence des plus funestes ; la folie épileptique est presque, sinon toujours, incurable. Les causes dites externes, telles que chutes, coups, blessures, ont été très-peu fréquentes.

Voici l'énumération de ces diverses causes physiques :

Affections spéciales à la femme, troubles de la menstruation, suite de couches, âge critique 21
Épilepsie. 19

13

Maladies cérébrales, apoplexie, méningites. 9
Maladies diverses, non cérébrales 6
Causes externes. 5
$$\text{Total . . . . } 58$$

J'ai inscrit **22** cas d'idiotie et d'imbécillité, auxquels il faut ajouter **5** cas d'aliénation dépendant uniquement d'un développement vicieux des facultés, d'une espèce d'idiotie partielle, sur laquelle l'éducation paraît n'avoir pu exercer aucune influence.

Il me reste enfin à mentionner une cause prédisposante des plus influentes, quoique par défaut de renseignements il ne m'ait été donné de la constater que **25** fois; c'est l'hérédité. Aux nombreux exemples de transmission héréditaire de la folie relatés dans les ouvrages, j'en pourrais ajouter beaucoup. Je me contente des suivants : Récemment l'asile avait à traiter deux sœurs, dont le père et deux autres sœurs étaient aliénés. En 1841, sur une famille de sept enfants, nous avons reçu deux sœurs et un frère, trois autres sont morts aliénés et idiots. En ce moment même se trouve à Stéphansfeld le frère d'un aliéné qui y est mort il y a quelques années et dont un oncle a été atteint de folie. J'ai à signaler encore l'exemple intéressant de l'admission simultanée de deux sœurs jumelles, et, pour la seconde fois, celui de la présence simultanée de la mère et de sa fille.

L'absence complète de renseignements nous a laissé 26 fois dans l'ignorance des causes de la maladie.

Professions. Si l'on considère les professions sous le rapport de leur influence sur la folie, on voit se confirmer l'observation déjà faite, que les classes industrielles et les professions libérales présentent plus d'aliénés que la classe plus nombreuse adonnée aux travaux des champs. En voyant l'aliénation sévir dans les villes plutôt que dans les campagnes, on ne peut méconnaître un certain rapport intime de cette affection avec les exigences d'une civilisation mal entendue, qui crée souvent des besoins factices plus impérieux et plus tyranniques que les besoins imposés par la nature. Les vicissitudes de l'industrie sont d'ailleurs beaucoup plus grandes que celles de l'agriculture, et les travaux qu'elle impose sont, en général, plus pénibles et moins salubres que ceux des champs. A l'appui de ces assertions, je transcris ici le tableau numérique des professions.

Professions dites libérales.

Études, culte, sciences, lettres, administration.	14	
Rentiers, propriétaires.	6	
Militaires en activité	6	50
— en retraite	8	
Artistes, musiciens, graveurs, dessinateurs.	5	
Commerce	11	

Professions mécaniques diverses, artisans, ouvriers.

Ouvriers en bois, menuisiers, charrons	6	
— en fer, serruriers, mécaniciens	5	
— en filature et tissage	11	
— en bâtiments, maçons, charpentiers	3	
— en cuir, matières animales, tanneurs	5	
— teinturiers	1	58
— en comestibles et boissons, boulangers, cabaretiers, tonneliers	17	
— en habillements, tailleurs, cordonniers.	8	
Autres professions diverses	4	

Cultivateurs, jardiniers, vignerons . . . . 19 ⎫
Journaliers et hommes de peine . . . . 14 ⎬ 35

Domestiques 2

Sans professions. 14

Professions inconnues. 5

L'influence des professions chez les femmes offre moins d'intérêt. A part quelques ouvrières de filature du Haut-Rhin, il s'en trouve fort peu qui aient exercé des états pour subvenir à leur existence, tels que ceux de couturière, de cuisinière, de domestique. La plupart, avant d'être admises à Stéphansfeld, ne s'étaient livrées qu'aux soins de leur ménage.

État civil. Un fait curieux, c'est le rapport entre l'état civil et le plus ou moins de fréquence de la folie. Tous les auteurs s'accordent à attribuer au célibat une influence fâcheuse, et leur assertion est pleinement confirmée par la statistique. Les relevés de Stéphansfeld amènent la même conclusion : sur 303 aliénés présents au 31 décembre 1844 se trouvaient

217 célibataires	—	123 hommes	—	94 femmes.
63 mariés		50	—	33 —
25 veufs		5	—	18 —
Total 303				158 hommes — 145 femmes.

CHAPITRE II.

Guérisons et rechutes.

Les guérisons obtenues dans le courant des trois dernières années s'élèvent ensemble à 99 : 47 hommes et 52 femmes, dont 37 en 1842, 27 en 1843, et 35 en 1844.

Outre ces guérisons, j'ai noté un assez grand nombre de sorties avec amélioration sensible. J'en dois faire mention ici, parce que plusieurs de ces malades qui restaient stationnaires à l'asile ont fini par recouvrer leur raison entière par l'effet même de leur rentrée dans leur famille. En certains cas, quand tous les moyens de traitement sont épuisés, qu'on n'espère plus rien d'un plus long séjour dans un asile, il devient utile, nécessaire même de renvoyer les malades dans leurs foyers pour y compléter leur guérison sous l'influence bienfaisante de la liberté et des soins de parents dévoués. Ce changement imprime souvent une modification heureuse à leur sensibilité, réveille les habitudes d'ordre et réchauffe leurs sentiments affectifs.

Le chiffre des guérisons comparé avec celui des admissions de tout genre, nous donne la proportion de 1 guérison sur 2,7. Cette proportion est de 1 sur 2, si l'on ne s'occupe que des formes curables de l'aliénation, la manie, la lypémanie et la monomanie, qui ont compté 197 admissions.

Les guérisons se répartissent comme suit, quant aux formes de l'affection :

Manie . . . 72 — 55 hommes et 59 femmes.
Lypémanie 19 — 8 — 11 —
Monomanie 8 — 6 — 2 —

Elles apparaissent dans le même ordre de fréquence si on les considère sous le rapport de la curabilité relative de chaque forme d'aliénation. Ainsi, sur 189 cas de manie admis de 1859 à 1844, nous avons obtenu 94 guérisons, soit 1 sur 2.

Sur 75 cas de lypémanie il y a eu 16 guérisons, soit 1 sur 2,6, et sur 45 cas de monomanie il y a eu 16 guérisons, soit 1 sur 2,8.

Je signalerai pour mémoire 1 cas de guérison chez un homme affecté de démence primitive survenue à la suite d'apoplexie. Sorti de l'asile assez bien rétabli, il n'a pas tardé à y être ramené, sa maladie s'étant reproduite après une nouvelle congestion cérébrale. Son intelligence est actuellement trop affaiblie pour laisser encore de l'espoir. Ce fait augmente la triste conviction que je me suis formée de l'incurabilité de la démence bien caractérisée.

J'ai exprimé plus haut l'opinion que la durée de la maladie exerce l'influence la plus sensible sur les chances de traitement, et que les guérisons fort nombreuses pour les aliénés admis pendant le cours de la première année, décroissent avec une rapidité étonnante pour ceux qui n'entrent à l'asile qu'après l'expiration de ce délai. Les chiffres suivants ne laisseront aucun doute sur l'exactitude de cette assertion.

Sur les 99 guérisons, 66, les deux tiers, ont été obtenues pendant la première année de maladie. Sur ce nombre, 50 ne dataient que de 1 à 6 mois, 16 de 6 mois à 1 an. 11 guérisons seulement ont été obtenues sur des malades de seconde année et chez 22 autres la maladie était encore plus ancienne.

Voici d'autres faits qui paraîtront encore plus concluants : sur 595 aliénés admis de 1840 à 1845, 143 étaient, au moment de leur entrée, aliénés depuis moins d'une année ; sur ce nombre il y a eu, jusqu'en 1845, 104 guérisons, c'est 1 guérison sur 1,5, soit 72,7 sur 100.

Les 208 individus restants (déduction faite de 34 imbéciles et idiots), dont la maladie remontait à plus d'une

2

année, n'ont produit, pendant la même période, que 26 guérisons, soit 1 sur 8 ou 12,5 sur 100.

Qu'on juge d'après cela des effets désastreux que peut
produire, soit l'incurie des familles, soit une affection mal
entendue, soit un sentiment d'amour-propre déplacé, soit
même une économie exagérée. Lorsque l'un ou l'autre de
ces motifs retient un malade dans sa famille au delà du
temps propice, le plus souvent on n'arrive qu'à le rendre
incurable.

Un fait tout aussi digne d'intérêt et qui vient corroborer
ce qui précède, c'est que les guérisons s'obtiennent en plus
grand nombre pendant les premiers mois de séjour à l'a-
sile et décroissent de fréquence en proportion de sa durée.
Ainsi, 72 guérisons sur 99 ont été obtenues pendant la
première année de séjour. Sur ce nombre, 51 ont été ré-
tablis pendant le premier trimestre, 25 de 5 à 6 mois, et
16 seulement de 6 mois à 1 an. Il n'y a eu que 12 guérisons pendant la deuxième année et 15 autres après plus de
deux ans de séjour.

Parmi ces derniers on voit avec bonheur revenir parfois
à la raison des malades dont on était tenté de désespérer.
Je ne citerai, entre autres, que les deux suivants :

1° M. S., âgée de cinquante-trois ans (père et deux sœurs
aliénés), affectée elle-même de manie depuis six ans. Entrée
à l'asile en 1857, elle se distingua jusqu'en 1844 sans inter-
ruption par une pétulance extraordinaire, par des habitudes bruyantes, des chants, des cris, des accès d'empor-
tement, par une mobilité et une vivacité extrêmes dans ses
idées et ses actions. Au printemps de 1844, la menstruation jusque-là régulière, se dérange, et bientôt elle tarit complétement. La malade, autrefois si vive et si enjouée, se

calme subitement, retrouve le sommeil , prend de l'embonpoint et ne tarde pas à quitter l'asile complétement rétablie.

2° J.S., vingt-neuf ans, perdit subitement la raison à la suite d'une frayeur. Entré à l'asile en 1840 , il présente un état de stupeur profonde, avec angoisses extrêmes et mutisme complet. Bientôt on reconnut qu'il était dominé par l'idée fixe de tuer un homme afin d'obtenir le salut de son âme qu'il croit compromis. Plusieurs fois il cherche à exécuter ce projet avec un sang-froid parfait et sans perdre de son apathie habituelle. Il reste dans cet état jusqu'au printemps de 1844 , toujours stupide en apparence, immobile, livré à son anxiété, et ne présentant aucun changement. Un beau jour, sans cause connue, on le voit plus éveillé; il parle et demande à travailler. On satisfait ce désir en l'emmenant aux champs. Bientôt ses angoisses se dissipent , sa physionomie reprend de la sérénité, il devient communicatif et reconnaît avoir été obsédé de craintes chimériques. La guérison fait des progrès rapides sans l'emploi de moyens curatifs autres que le travail, et en peu de mois il est en état de retourner dans sa famille heureux et content.

De pareils exemples démontrent le peu de valeur, le danger même de la classification des aliénés en curables et incurables qui est usitée encore dans plusieurs établissements. On ne peut rigoureusement admettre d'incurablité absolue que chez les malades atteints de démence bien constatée et accompagnée de symptômes de paralysie générale.

L'âge des aliénés guéris , comparé au chiffre des malades d'âge correspondant admis de 1842 à 1844, nous fournit les résultats suivants :

Au-dessous de 20 ans, sur 5 aliénés admis, il y a eu 2 guérisons.

Je dois ajouter que le troisième aussi est sorti guéri depuis le 1er janvier

De 50 à 60 ans il y a eu 16 guérisons sur 56, soit 1 sur 2,2·
— 20 à 50   —   24   —   60   — 1 — 2,5.
— 40 à 50   —   25   —   60   — 1 — 2,6.
— 50 à 40   —   50   —   92   — 1 — 5.
Et au-dessus de 60   4   —   17   — 1 — 4.

Il est assez surprenant de voir des guérisons plus nombreuses de 50 à 60 ans que de 50 à 40 ans. Peut-être cela tient-il à ce que cette période de la vie correspond à l'âge critique chez les femmes et à une sorte de révolution analogue chez les hommes, à la suite de laquelle s'opère une modification profonde dans le caractère et les passions des deux sexes. C'est là un sujet à étudier. Quant à la proportion si faible des guérisons après 60 ans, on se l'explique sans peine, la plupart des malades admis à cet âge étant atteints de démence invétérée et incurable.

La guérison ne s'opérant d'ordinaire que d'une manière lente, et les individus guéris ne quittant l'établissement qu'à une époque plus ou moins éloignée du moment présumé de leur rétablissement, on ne peut déterminer avec précision l'influence des saisons sur le retour à la raison. Je me bornerai à donner les résultats sans aucune réflexion, car il faut craindre de considérer comme cause ce qui n'est peut-être qu'une pure coïncidence. Ainsi, 59 guérisons sur 99 ont eu lieu pendant le troisième trimestre (juillet, août et septembre), 26 pendant le quatrième, 18 pendant le deuxième et 16 pendant le premier.

Les deux trimestres d'été réunis ont donc produit 57 sorties par guérison, tandis que les mois d'hiver, moins favorables, ne figurent que pour 42.

Rechutes.

Il existe malheureusement un préjugé encore fort répandu jusque dans les classes les plus éclairées de la société, c'est celui de l'incurabilité de la folie, ou du moins de l'inconsistance des guérisons et par suite de la nécessité presque inévitable des rechutes. Presque journellement on nous demande si les aliénés peuvent guérir et l'on paraît très-étonné que nous répondions affirmativement. Certes, on ne peut contester que la folie ne soit sujette aux rechutes comme les autres maladies; nous admettrons même, si on le veut, qu'elle le soit davantage. Mais il importe de démontrer par des chiffres que ces rechutes sont bien moins fréquentes qu'on le croit généralement. Il est d'autant plus nécessaire d'éclairer l'opinion publique à cet égard, que cette croyance exerce une funeste influence sur le sort des malades eux-mêmes. Souvent on ne retarde le placement d'un aliéné que par la fausse conviction de l'inutilité de cette mesure, et si on y recourt enfin, ce n'est que par la considération du danger auquel le malade expose sa famille.

Les aliénés réintégrés à Stéphansfeld à la suite de rechutes pendant les années 1842, 43 et 44 n'ont été qu'au nombre de 14 sur 99 guérisons, c'est un peu moins de 1 sur 7.

Cette proportion, quoique faible, serait certes moindre encore si, au lieu d'une curiosité indiscrète, d'une méfiance presque générale et blessante, les aliénés guéris

trouvaient toujours, en rentrant dans la société, une sollicitude affectueuse et éclairée qui dissipât leur susceptibi-
lité parfois encore assez vive, qui leur inspirât de la confiance dans l'avenir et les prémunît contre les excès ou
contre la misère, causes fréquentes de leur maladie. C'est
pour remplir ce but important, pour combattre le préjugé de l'incurabilité de la folie et assurer aux convale-
scents des secours et un appui, qu'ont été fondées les so-
ciétés de patronage pour les aliénés indigents et guéris,
et en particulier celle de Stéphansfeld dont la création a
été poursuivie avec persévérance et succès, dès 1842, par
M. David Richard, directeur de notre asile.

Chapitre III.

Décès. Autopsies.

Les décès se sont élevés pendant les trois dernières années à 125 (74 hommes et 51 femmes), savoir :

54 en 1842,

40 en 1845

et 51 en 1844.

Comparés à la somme totale des malades annuellement
traités à l'asile, la proportion des décès a été de

1 sur 7,5 en 1842,

1 — 9,5 en 1845

et 1 — 12,8 en 1844.

La forte mortalité de 1845 tient à l'admission extraordinaire d'un grand nombre d'aliénés invétérés et incurables amenés de l'asile de Maréville. A mesure qu'on
s'éloigne de cette époque, la proportion des décès se réduit
sensiblement. C'est en 1844 que, depuis la fondation de

l'asile, elle a atteint le degré le plus favorable, et nous avons tout lieu de croire que ces résultats seront meilleurs encore en 1845.

La grande majorité des décès, c'est-à-dire plus de la moitié, appartient à la démence, comme le montre le relevé suivant :

Démence.	69
Manie	19
Lypémanie.	12
Folie compliquée d'épilepsie	12
Imbécillité et idiotie	8
Monomanie.	5

Les formes d'aliénation susceptibles de guérison, la manie, la monomanie et la lypémanie, ne figurent que pour 36 cas, tandis que les formes réputées incurables y sont représentées pour 89, plus des deux tiers.

L'examen des décès sous le rapport de la durée du séjour à l'asile nous apprend que souvent la terminaison est très-prompte. Fréquemment des malades de constitution épuisée n'apparaissent à l'asile que pour y mourir. Aussi les décès observés pendant la première année sont-ils nombreux. Ils s'élèvent à 54 dont 37 survenus pendant le premier semestre. Nous avons noté

8 décès pendant le	1er mois,			
12	—	—	2e	—
4	—	—	3e	—
13	—	de 3 à 6 mois		
et 17	—	de 6 mois à 1 an.		

Total 54.

Nous ne comptons que **28** décès dans la seconde année, après laquelle la mortalité paraît plus considérable et s'élève à **43**.

L'âge des malades décédés donne lieu à quelques considérations particulières.

C'est de **30** à **50** ans, période qui comprend le plus grand nombre de cas de folie, qu'on observe aussi le plus de décès. Pour ceux survenus après **60** ans et qui s'élèvent à **25**, c'est-à-dire à près du cinquième de la mortalité totale, il est difficile de ne pas les considérer presque tous comme la terminaison normale de la vie. Le classement des décès par ordre de fréquence donne :

> **55** de 40 à 50 ans ;
> **55** de 50 à 40 ans ;
> **25** au-dessus de 60 ans ;
> **17** de 20 à 50 ans ;
> **16** de 50 à 60 ans ;
> **1** au-dessous de 20 ans : c'était un idiot.

L'influence des saisons paraît assez prononcée. Nous avons noté **38** décès dans le second semestre et **36** dans le premier, tandis qu'il n'y en a eu que **28** pendant le troisième et **25** pendant le quatrième. On voit que les mois de printemps et d'été l'ont emporté quelque peu sur ceux d'automne et d'hiver, généralement réputés plus insalubres.

Autopsies. Il me reste à examiner les diverses altérations constatées par l'autopsie chez les aliénés décédés à l'asile depuis les années **1842** à **1844**.

Contrairement à l'opinion vulgaire, l'aliénation mentale est loin de prémunir contre d'autres affections morbides. Presque toutes les maladies, surtout celles à marche lente, insidieuse et latente, viennent passer incidemment sous nos yeux.

Quant à la folie elle-même, que nous considérons comme une affection propre du cerveau, sans toutefois en connaître encore la nature intime, elle se révèle fréquemment après la mort par des altérations diverses de l'encéphale. Ces altérations, cependant, qui ne sont pas toujours constantes, sont loin de jeter quelque lumière sur le mystérieux phénomène du trouble intellectuel et moral, et paraissent le plus souvent devoir être envisagées comme effet plutôt que comme cause première de la maladie.

Les lésions constantes ne se rencontrent que dans les folies invétérées et même presque exclusivement dans les cas de démence avec paralysie générale, où elles ne peuvent expliquer que la lésion de la motilité et de la sensibilité physique. Dans la folie caractérisée par des idées fixes, par des hallucinations, on ne trouve d'ordinaire, même lorsqu'elle est invétérée, aucune trace appréciable d'une altération organique à laquelle on puisse imputer le trouble de la raison.

Les altérations principales que j'ai observées sont : l'épaississement de l'arachnoïde, son adhérence à la pie-mère, l'exsudation de sérosité tantôt claire, tantôt lactescente, le ramollissement et l'injection de la substance du cerveau, et surtout de la substance corticale. Le ramollissement de la substance blanche se rencontre aussi dans tous ses degrés et offre cela de particulier que rarement elle saurait être signalée à l'avance. Nous avons rencontré parfois le mésocéphale réduit en véritable bouillie, les couches optiques, les corps striés, la voûte à trois piliers, la cloison transparente, devenus presque méconnaissables, et ces

altérations ne présenter pendant la vie d'autres symptômes
que ceux qui accompagnent d'ordinaire la paralysie générale, même commençante. La terminaison par paralysie
générale, assez rare en certaines localités, est, au contraire, assez fréquente à Stéphansfeld. Nous l'avons ren-
contrée 26 fois sur les 125 décès; c'est environ 1 sur 5.

Les autres altérations du cerveau, observées comme
causes de mort, consistent exclusivement en divers degrés
d'hypérémie du cerveau, apparaissant tantôt sous la forme
d'apoplexie foudroyante, tantôt aussi sous la forme de
congestion lente. Les cas de ce genre sont au nombre de 15.
Cette dernière forme se rencontre fréquemment comme
terminaison de la folie compliquée d'épilepsie. C'est la
seule lésion qu'ordinairement on puisse constater; mais
elle est loin de jeter quelque lumière sur la nature intime
de cette maladie convulsive.

Malgré un examen fort attentif, nous n'avons jamais
pu, dans les cas d'apoplexie foudroyante, reconnaître de
foyer hémorrhagique circonscrit; toujours l'épanchement
a été externe et diffus, souvent même il n'a pu être cons-
taté aucun épanchement, et la mort n'a dû résulter alors
que de l'extrême réplétion veineuse.

Les affections des organes respiratoires se rencontrent
fréquemment chez les aliénés; mais elles apparaissent rarement avec un grand degré d'acuité et une grande netteté
de symptômes. Le diagnostic en est souvent très-obscur, et
parfois même la maladie ne se révèle par ses caractères
propres que peu de temps avant la mort. Cependant l'autopsie démontre ensuite que les poumons ont souvent été
en grande partie détruits. Le chiffre total des maladies de
poitrine terminées par la mort est de 46, parmi lesquelles

on voit au premier rang 29 cas de phthisie tuberculeuse. La pneumonie a été notée 6 fois, la pleurésie 5 fois, la gangrène pulmonaire 1 fois, la bronchite chronique 2 fois.

Les maladies du cœur n'ont été qu'au nombre de 3.

Les affections mortelles des organes abdominaux ont été moins fréquentes que les maladies de poitrine. Elles ne sont qu'au nombre de 18, dont 15 cas d'entéro-colite (dévoiement, ulcérations intestinales, ramollissement et boursouflement de la muqueuse), 1 cas d'entérite folliculeuse typhoïde, 1 cas de péritonite et 1 d'hypertrophie du foie. Il me paraît important de faire remarquer que le cas de fièvre typhoïde mentionné est, depuis cinq ans, le seul qui ait été observé à Stéphansfeld, et que celui-ci même ne s'est point développé à l'asile. L'aliénée chez qui je l'ai observé en était affectée déjà à son arrivée et succomba après quatre semaines. La rareté, je puis dire, l'absence complète de cette maladie dans notre asile, tandis qu'elle se montre fréquemment aux environs, me porte presque à croire qu'il y a incompatibilité entre elle et l'aliénation mentale.

Pour compléter le tableau des affections mortelles, je dois citer encore un cas de cystite et 18 cas de marasme général avec absence de lésions organiques spéciales. Ce dernier genre de maladie n'est nullement rare dans les asiles d'aliénés.

CHAPITRE IV.

État sanitaire général de l'asile. — Traitement physique et moral des aliénés.

État sanitaire général. Grâce à l'exposition avantageuse de Stéphansfeld, placé à proximité de la forêt de Brumath, et isolé de toute agglomération de population , grâce aux bonnes dispositions intérieures qui , sur tous les points , permettent un accès facile à l'air et au soleil , grâce aussi aux soins hygiéniques dont est entourée notre population, l'état sanitaire général de l'asile n'a cessé de se présenter sous le jour le plus favorable. On a vu que les affections mortelles observées ici ont été en majeure partie de celles qui sont inhérentes à l'aliénation même ou à un âge avancé et ne sauraient nullement être évitées. Nous avons, en effet, traité bien moins de maladies incidentes qu'on n'en rencontre d'ordinaire sur une égale population vivant en des conditions indépendantes. C'est que nos aliénés, sans cesse surveillés et soumis à un régime régulier, sont mis ainsi à l'abri de beaucoup d'influences nuisibles, d'imprudences et d'excès, sources fécondes de maladies.

Aucune épidémie importante n'a encore été observée à Stéphansfeld. Au printemps seulement on voit régner d'ordinaire une légère affection catarrhale et quelques cas de fièvre intermittente. Dans une notice statistique de 1841, j'ai mentionné une autre affection fort curieuse en ce qu'elle reparaît chaque année à la fin de l'hiver; c'est l'héméralopie ou *cécité nocturne.* J'ai dit alors que cette maladie devait être rattachée à la fièvre intermittente par son apparition simultanée avec cette dernière, comme aussi par sa disparition au moyen du sulfate de quinine. L'observation prolongée pendant quelques années n'a pas changé cette opinion. L'affection dont il s'agit est, du reste, sans gravité et se dissipe le plus souvent spontanément.

Le scorbut, fréquemment observé dans les asiles d'aliénés, est rare à Stéphansfeld. Depuis quelques années, je n'ai plus observé de cas de cette maladie, et même ceux qui se sont présentés autrefois n'ont toujours été que très-légers. L'absence de cette affection peut être attribuée avec raison à l'excellence du régime de notre asile que sans cesse on s'attache encore à améliorer. L'expérience seule peut prouver toute l'importance qu'a, dans un asile d'aliénés, le régime alimentaire et hygiénique où l'introduction de la moindre modification se fait aussitôt sentir en bien ou en mal.

Du traitement physique. Après avoir succinctement exposé les divers résultats obtenus à Stéphansfeld pendant les années 1842, 1843 et 1844, je dois dire quelques mots sur les principes qui me dirigent dans le traitement des malades confiés à mes soins.

Si les esprits sont peu fixés encore sur la nature intime et les causes essentielles de la folie, cette divergence d'opinions n'a pas, comme on pourrait le croire, une influence très-marquée sur les modes de traitement. Spiritualistes et matérialistes suivent au fond une voie assez semblable pour atteindre le but de leur efforts, la guérison. Quelles qu'aient été les causes primitives de la maladie, on ne peut guère agir que sur l'état actuel du malade, que sur l'élément le plus palpable de la maladie. Aussi reconnaît-on généralement la nécessité de combattre, avant tout, les altérations organiques ou fonctionnelles présentement existantes qui entretiennent ou compliquent le désordre mental.

Considéré à ce point de vue, le traitement de l'aliénation mentale ne s'éloigne pas sensiblement de celui des affections chroniques concomitantes prises isolément. Mais il en diffère notamment par la difficulté souvent fort grande de se rendre raison de ces désordres fonctionnels et par la ré-

pugnance parfois invincible que beaucoup de malades op-
posent à toute médication, et qui exigent, de la part du
médecin, une persévérance à toute épreuve. Sous ce rapport,
comme sous plusieurs autres, les aliénés ne peuvent mieux
se comparer qu'aux enfants.

Toute médication n'est rationnelle que lorsqu'elle est
dirigée par des indications précises contre des altérations
organiques ou dynamiques dûment constatées. Les diverses espèces de folie, reconnaissant pour causes soit pré-
disposantes, soit occasionnelles, des désordres très-variés,
réclament, par cela même, des traitements très-divers et
excluent toute idée de remède universel applicable à tous
les cas.

C'est sur les perturbations des diverses fonctions phy-
siologiques que l'attention doit être principalement dirigée,
et c'est en les ramenant à leur exercice normal et harmo-
nique qu'on peut espérer de fréquents succès. Chez la
femme, entre autres, la menstruation joue un rôle important et réclame tous les soins du médecin lorsque son dérangement coïncide avec le début de la folie.

Mais le traitement thérapeutique seul amènerait rarement la guérison sans l'association du traitement moral.
Les désordres fonctionnels et dynamiques sous l'influence
desquels s'est développée la folie, deviennent avec le temps
de moins en moins appréciables, et il peut arriver un moment où le désordre mental continue à se manifester moins
par l'influence prolongée de ces agents que par le seul
effet de l'habitude. Dans ce cas nous nous voyons réduits
à ne recourir qu'au simple traitement hygiénique, à la ré-
gularisation du régime alimentaire, à l'administration de
bains, à un exercice modéré et autres moyens simples qui,

réunis à une direction morale convenable, amènent souvent la guérison. C'est même à ce mode de traitement que le plus fréquemment nous devons nous limiter en raison des nombreux cas d'aliénation invétérée que nous recevons à l'asile et chez lesquels les désordres physiques primitifs ont presque disparu et ne laissent que fort peu de prise aux agents thérapeutiques.

Du traitement moral. Le régime moral est une des conditions essentielles du traitement de la folie. Sous ce nom il faut comprendre tout ce qui, dans un but de guérison, peut agir sur l'esprit du malade, soit agréablement, soit désagréablement; tout ce qui peut contribuer à régler ses idées et à redresser son jugement. On voit que ce traitement moral comporte des moyens d'une variété infinie et que, devant s'adapter au caractère particulier de chaque individu, il ne peut pas y être question d'une méthode exclusive, spécifique, pas plus que pour l'éducation des enfants. Chez l'aliéné, sous bien des rapports, c'est presque une éducation à refaire; or, chaque caractère exigeant une direction spéciale, on ne peut déterminer à l'avance les procédés si variés auxquels nous devons recourir. Il est cependant quelques moyens moraux toujours applicables, et qui pour cette raison pourraient être nommés généraux; ils méritent ici une mention particulière.

En première ligne se rangent l'éloignement du malade de sa famille et son placement dans un établissement spécial. J'ai démontré plus haut, par des chiffres, la grande efficacité d'un prompt isolement sur la guérison. Soustrait à toutes les causes d'excitation qui se renouvelaient sans cesse dans sa famille, soumis à un régime disciplinaire général, tout nouveau pour lui et auquel il se soumet d'ordinaire sans difficulté, souvent par la seule puissance de l'imitation, il ne tarde pas à se calmer, tandis qu'antérieurement il opposait une résistance parfois violente aux volontés particulières qui ne faisaient qu'augmenter son irritation. De cette première impression de la société étrange qui l'entoure, de ces habitudes nouvelles, de l'autorité non individuelle mais générale qui règle tous ses actes, résulte de prime abord un effet moral des plus précieux pour le reste du traitement et qui parfois a seul suffi pour amener la guérison.

Dans le nombre des agents moraux généraux il faut comprendre encore le travail manuel et le travail intellectuel, les exercices religieux, les promenades, les jeux, les divertissements de toute espèce. Cet objet exige ici quelques détails.

L'organisation des travaux intellectuels et des travaux manuels a reçu à Stéphansfeld un développement qu'on ne lui connaît encore nulle part ailleurs. Depuis près de trois ans déjà, ont été fondées deux écoles, l'une pour les hommes, dirigée par un instituteur, attaché à cet effet à l'administration de la maison, l'autre pour les femmes, placée sous la direction d'une religieuse fort instruite. On ne peut trop se féliciter des résultats de cette mesure dont le succès a de beaucoup dépassé l'attente générale. Outre les services rendus journellement par cette institution qui occupe un grand nombre de malades peu aptes aux travaux manuels, on y trouve une ressource précieuse pour l'hiver, alors que les occupations agricoles et de terrassement sont forcément suspendus. Chaque école est fréquentée régulièrement pendant cinq à six heures par jour. Le nombre des malades qui s'y rendent s'est plus d'une fois rapproché de la centaine. On est étonné de leur tranquillité, de leur bonne tenue et de leur assiduité; ils y vont en général de bonne volonté et réclament même comme une faveur leur admission à la salle d'études. Les jardins et les réfectoires, autrefois encombrés de malades oisifs et bruyants, sont aujourd'hui silencieux et déserts pendant une grande partie de la journée. Au lieu d'être forcé de contenir, comme jadis, par des moyens de répression une activité parfois exubérante, nous trouvons dans les occupations intellectuelles, comme dans le travail manuel, un moyen de la régler et de la diriger vers un but d'utilité. Aussi voit-on des aliénés, auparavant agités et violents, laisser toute leur pétulance et leur brutalité à la porte de la salle d'études, se tenir calmes aussi longtemps que leur esprit est occupé utilement, et ne reprendre leurs habitudes désordonnées que lorsqu'ils sont de nouveau livrés à eux-mêmes.

L'enseignement offert aux malades comprend toutes les matières d'instruction élémentaire; la lecture, l'écriture, le calcul, la géographie, des dictées, des traductions, de l'histoire, du dessin et autres exercices intellectuels appropriés aux connaissances déjà acquises et aux capacités de chacun. Le chant surtout offre aux aliénés beaucoup d'attrait. Ils y ont fait assez de progrès pour pouvoir concourir le dimanche à la solennité des offices divins par l'exécution de chants sacrés quelquefois assez compliqués. Je dois encore appeler l'attention sur les lectures publiques qui remplissent les soirées d'hiver, et qui, faites sous la direction de l'instituteur et de la sœur institutrice, sont écoutées par les malades avec silence, recueillement et plaisir.

Je viens de dire que les chants religieux de nos malades
ajoutent à la solennité des offices divins. Je ferais une
grave omission, j'oublierais ce qui est depuis plusieurs années l'un de nos plus puissants moyens d'action morale si
je ne parlais pas de l'influence de la religion dans le traitement de la folie. Stéphansfeld possède une chapelle ca ·
tholique et un oratoire protestant, l'une et l'autre pour-
vus d'orgues. Deux aumôniers, secondés par deux orga-
nistes, officient régulièrement à l'asile tous les dimanches
et jours de fêtes, et pour les catholiques en particulier qui
forment les trois quarts de notre population, plusieurs fois
chaque semaine. Si quelqu'un pouvait douter de l'efficacité du culte et des conférences religieuses sur l'esprit des
aliénés, il lui suffirait pour se convaincre d'assister à l'un
de ces services de piété. Nulle part nos malades ne sont
plus calmes, plus attentifs, plus recueillis qu'à la chapelle
et à l'oratoire, et quand ils sont jugés dignes de remplir
tous leurs devoirs de chrétiens, ils manifestent un véritable bonheur. Le sentiment religieux, ce sentiment fon-
damental qui unit l'homme à son semblable et à son Créa-
teur, est loin d'être effacé chez la grande majorité des aliénés. Développé dès l'enfance dans la population sérieuse de
l'Alsace, il se ravive facilement dans les cœurs, et devient,
malgré le trouble mental, une source de consolation et de
joies intimes. Aussi les aumôniers sont-ils pour moi de précieux collaborateurs. Consoler les malades qui s'abandonnent au désespoir, éclairer ceux qui comprennent mal
les vérités religieuses, leur montrer combien est inépui-
sable la miséricorde divine, gagner la confiance des plus
soupçonneux, ce sont là de ces services que les ministres
du culte peuvent seuls rendre avec succès par l'ascendant

de leur caractère sacré. Je dois exprimer ma reconnaissance à MM. les aumôniers de Stéphansfeld pour le concours éclairé qu'ils me prêtent à ces divers égards; je dois rendre justice en particulier au dévouement du digne aumônier catholique, M. l'abbé Burger, qui, en dehors des offices, fait à nos malades de fréquentes et amicales visites et leur prodigue les paroles de consolation. L'affectueuse vénération dont les aliénés l'entourent est déjà pour lui la plus douce comme la plus flatteuse récompense.

L'utilité des travaux manuels pour le traitement de l'aliénation mentale et pour le régime hygiénique des asiles est si bien reconnue que partout on cherche à les organiser. L'administration de Stéphansfeld, toujours en parfaite unité de vues avec le service médical et pénétrée depuis longtemps de l'importance majeure de ces occupations, leur a donné un développement qui surpasse tout ce que nous connaissons ailleurs en ce genre. Outre les nombreux ateliers et ouvroirs où les malades peuvent être utilisés selon leurs goûts et leurs aptitudes, et exercer les métiers de menuisiers, de cordonniers, de tisserands, de peintres en bâtiments, de baquetiers, de relieurs, etc., on a donné une extension remarquable au travail agricole par la mise en culture d'une centaine d'arpents de terre. Notre asile, dont ces terrains forment la ceinture, prend ainsi l'aspect d'une colonie agricole, bien plutôt que d'un hospice.

Les travaux des champs, exécutés en plein air et en pleine liberté, sont de tous, ceux qui offrent le plus d'attrait aux malades et qui paraissent aussi le mieux les distraire de leurs préoccupations et de leurs peines. Nos aliénés désertent volontiers toute autre occupation pour sortir armés

de la bêche et de la houe. Ces escouades de nombreux travailleurs qui se rendent aux champs avec gaîté et entrain,
attirent sans cesse la curiosité et l'intérêt des passants.

Les femmes se livrent, de leur côté, à diverses occupations de leur sexe, telles que la filature du chanvre, la cou-
ture, le tricot, la confection de vêtements et de chaus-
sons, le sarclage des champs, le service de la buanderie,
de la cuisine, celui de quartiers, etc.

C'est avec une vive satisfaction que nous voyons le travail devenir une habitude et un besoin pour la plupart de
nos malades, et que, d'autre part aussi, nous nous trouvons en possession de satisfaire à cet égard leurs goûts et
eurs désirs souvent impérieux. Le chiffre des malades
loccupés s'élève communément de 180 à 190 par jour. En
1844, le nombre de journées de travail industriel et agricole s'est élevé à 41,916.

Un tel résultat n'est dû ni à la contrainte ni à la vio-
lence; le travail est libre et volontaire. On l'obtient par la
persuasion et par l'appât de rémunérations alimentaires et
pécuniaires et des distributions de tabac, pour lequel les
aliénés ont un grande prédilection. Le montant des re-
munérations de tout genre s'est élevé en 1844 à près de
8000 fr. Les récompenses en argent sont distribuées pu-
bliquement le dernier jour de chaque mois, en présence
du directeur, du médecin et des divers employés de l'asile.
Une portion est mise à la disposition des malades pour
leurs menues dépenses, une autre est réservée pour le
moment de leur guérison et de leur sortie. La comptabi-
lité morale et pécuniaire des travailleurs est tenue avec un
si grand soin que nous n'avons jamais eu jusqu'à présent
la moindre réclamation, quoique les aliénés soient en gé-

néral beaucoup plus attentifs à leurs intérêts qu'on ne pourrait le croire.

Les jours fériés, le travail est remplacé par le service divin, qui est célébré avec le plus de solennité possible, avec accompagnement d'orgues et de chants religieux; l'après-midi, par des jeux, et toutes les fois que le temps le permet, par de grandes promenades aux environs, suivies de rafraîchissements. Ces excursions, impraticables dans les asiles situés au milieu des villes, ont un attrait particulier pour nos malades. Au 1er mai dernier, 220 aliénés, c'est-à-dire plus des deux tiers de notre population, ont fait ensemble, chaque sexe à part, une promenade de plus de trois heures dans la forêt de Brumath. Malgré ce grand nombre, ils n'ont cessé d'observer un ordre et un calme parfaits. Marchant deux à deux, comme des pensionnaires de collége, ils partent et reviennent en chantant. Heureux de la liberté et de la confiance qu'on leur accorde, ils ne cherchent point à en abuser; très-rarement arrive-t-il que l'un ou l'autre profite de la promenade ou des travaux agricoles pour faire quelque tentative d'évasion, tandis que ces mêmes malades, retenus à l'asile, cherchent souvent à escalader les murs derrière lesquels le désir de liberté se réveille chez eux avec plus de vivacité.

Des récréations variées, autant que les ressources d'un asile peuvent le permettre, des soirées musicales, véritables concerts, à l'exécution desquels participent un certain nombre de malades et quelques employés, complètent l'exposé succinct des moyens moraux généraux employés à Stéphansfeld.

Si les moyens de répression ne peuvent être complétement exclus du traitement de la folie, nous devons déclarer qu'on n'en use qu'avec la plus grande circonspection et parcimonie. Ils se bornent à la réclusion momentanée des aliénés dangereux dans des cellules et à l'emploi temporaire du gilet de force. Or, nos nouvelles cellules, bien éclairées, bien aérées et chauffées, élégantes même, n'offrent rien d'attristant ou de rebutant, et quant au gilet de force, on en use très-rarement, pour empêcher les malades de se nuire à eux-mêmes ou à autrui, tout en les laissant libres de circuler dans les jardins.

Les résultats satisfaisants que je viens de signaler, l'augmentation du nombre de nos guérisons, la diminution de celui des décès, le bien-être général qui règne dans notre asile; tout tend à fortifier nos convictions au sujet de notre méthode de traitement et à nous faire croire fermement que nous marchons dans la bonne voie. Les nombreuses améliorations et innovations introduites à Stéphansfeld depuis 1840, découlent de ce principe que le régime des aliénés doit ressembler le plus possible à celui des hommes doués de raison et qu'un asile public, destiné à toutes les classes de la société, doit être, dans la variété de tous ses détails, le miroir de cette société même, humainement et chrétiennement réglée. Tout ce que l'administration projette encore pour l'avenir ne sera qu'une application progressive de ce principe bien simple, il est vrai, mais d'une extrême fécondité.

www.ingramcontent.com/pod-product-compliance
Ingram Content Group UK Ltd.
Pitfield, Milton Keynes, MK11 3LW, UK
UKHW022347120726
13694UKWH00004B/1735